Esta obra está dedicada a mis alumnos, por ser quienes motivaron la creación de la misma, y por acompañarme durante los años de docencia, cuyo único objetivo fue formar buenos profesionales de la Enfermería y mejores personas, con constante ánimo de superación.

Pero, sobre todo, está dedicada a Marisol, mi esposa, mi compañera. Por estar ahí siempre, incondicional, por apoyarme y sufrirme durante tantas horas de trabajo y de ausencia por este mismo motivo. Te quiero.

1

INDICE

Capítulo 1. Introducción a las arritmias, técnicas de diagnóstico y tratamientos

Definición de arritmia:

Etimológicamente significa ausencia de ritmo. Esta definición se puede aplicar a la mayoría de arritmias, puesto que en muchas de ellas el corazón sigue un ritmo que no es ni regular ni predecible, pero este término es más amplio de lo que etimológicamente podría incluir, puesto que también se consideran arritmias las bradiarritmias y las taquiarritmias, que son ritmos normalmente regulares, pero con una frecuencia inferior o superior a la normal, respectivamente, teniendo por frecuencia normal la comprendida entre 60 y 100 latidos por minuto. De esta forma, podríamos definir arritmia como una desviación del ritmo cardiaco normal.

Recordatorio anatomo-fisiológico:

El corazón es un órgano situado en el mediastino, envuelto en una doble capa serosa, el pericardio, con una capa visceral y otra parietal. La función de esta capa es por un lado la protección del órgano, aislándolo de posibles infecciones mediastínicas y agresiones externas, y por otro, crear una cámara con baja presión en su interior que facilite el llenado de las cámaras cardiacas, y al contener una mínima cantidad de líquido favorecer los movimientos cardiacos.

Por debajo del pericardio encontramos una capa celular, de tejido conjuntivo, llamado epicardio, que envuelve al tejido muscular subyacente, el miocardio, que es la estructura fundamental del corazón. Las arterias coronarias, encargadas de irrigar el corazón, discurren por el epicardio, y emiten las ramas perforantes que atraviesan al miocardio hasta llegar al subendocardio, que es la zona más distal que llegan a irrigar.

El miocardio es un músculo especial, formado por células musculares estriadas, pero distintas a las del músculo esquelético, pues se encuentran comunicadas unas con otras mediante poros que permiten el paso de iones de una célula a otra, de forma que cuando una se despolariza, comunica el impulso directamente a las células vecinas, haciendo más rápida la estimulación de las mismas (batmotropismo o excitabilidad).

Además, el miocardiocito tiene en su superficie unos transportadores iónicos especiales que permiten un paso continuo de cargas a favor de gradiente, en contra de la bomba de sodio-potasio, lo que hace que su potencial de acción en reposo no sea estable y tienda hacia la despolarización cíclica de la célula (cronotropismo). Esta propiedad es común a todas las células miocárdicas, pero hay áreas cardiacas en las que se agrupan células con mayor concentración de estos transportadores que hace que su potencial de reposo sea más inestable, y por ello, la frecuencia con la que se despolarizan estas células es mayor que en el resto del corazón. Estas agrupaciones se conocen como "nodos", habiendo dos nodos fisiológicos, el nodo Senoauricular, o nodo SA y el nodo Auriculoventricular, o nodo AV.

La agrupación de miocardiocitos cuyo potencial de reposo es más inestable son los localizados en el nodo SA, en la cara posterior de la aurícula derecha, junto a la desembocadura de la vena cava superior, y es éste el encargado de marcar el ritmo cardiaco normalmente. A partir de él se transmite el impulso a través de tres haces de fibras miocárdicas especializadas (dromotropismo) hasta el nodo AV, donde ocurre un retardo fisiológico en la transmisión de una duración cercana a 0,12-0,20 segundos (porque sus células se despolarizan utilizando calcio), para después descender a través del haz de Hiss por el septo interventricular. El haz de Hiss posteriormente se divide en dos ramas, y finalmente quedan las fibras de Purkinje, que ascienden por las paredes laterales de ambos ventrículos hasta la base de los mismos. Todo este sistema de conducción está formado por miocardiocitos especializados, y el impulso se transmite de forma muy rápida a través de ellos (porque se despolarizan utilizando canales de sodio). Si un impulso se origina fuera de este sistema de conducción o éste se encuentra dañado, se transmitirá de forma más lenta, y podremos detectarlo fácilmente en el electrocardiograma.

Es posible que en situaciones especiales sean otras células diferentes a las del nodo SA las encargadas de marcar el ritmo. Estas células pueden estar localizadas en cualquier área del miocardio, y sus ritmos tienen características propias, que veremos más adelante. Estas agrupaciones de células se conocen como nodos ectópicos.

Cubriendo la superficie interna del corazón, y en contacto con la sangre, tenemos el endocardio, que es un epitelio especializado, similar al endotelio vascular que permite el paso de nutrientes al tejido cardiaco subendocárdico, entre otras funciones.

La irrigación del corazón se lleva a cabo a través de las arterias coronarias, derecha e izquierda, que se subdividen para llegar a todas las partes del corazón. La división principal la sufre la izquierda, dando lugar a la arteria circunfleja y la descendente anterior. Esta última irriga los 2/3 anteriores del septo interventricular y la cara libre del ventrículo izquierdo.

La arteria coronaria derecha, en el 80% de las personas no sólo irriga el ventrículo derecho, sino que se extiende una parte de su territorio hacia una porción posterior del ventrículo izquierdo, de forma que una obstrucción de esta arteria dará lugar a un infarto de miocardio de ventrículo derecho y cara posterior del izquierdo, siendo esta la razón de que el infarto puro de ventrículo derecho sea tan raro.

Capítulo 2. Electrocardiograma

El electrocardiograma es el registro gráfico de la actividad eléctrica cardiaca, pero no de la contracción del miocardio.

El registro se realiza sobre papel milimetrado, y la técnica está estandarizada de forma que siempre se recoja de la misma forma, independientemente del operador.

El trazo está constituido por segmentos y ondas. La primera onda se denomina onda P, y es la que representa la despolarización de las aurículas. La siguiente onda es un complejo formado por tres ondas, Q, R y S, pudiendo faltar en algunas derivaciones alguna de ellas, o pudiendo duplicarse también. El complejo QRS representa la despolarización ventricular. Después del complejo encontramos la onda T, que representa la repolarización ventricular. Entre la onda P y el complejo QRS está el segmento PR, que representa la pausa del impulso en el nodo AV. Entre el complejo QRS y la onda T está el segmento ST, cuya significación veremos más adelante. También es interesante estudiar el intervalo QT en algunas patologías específicas que también estudiaremos.

En el electrocardiograma convencional se registran 12 derivaciones, siendo 6 de ellas de miembros y las otras 6 precordiales.

El fundamento de la electrocardiografía es que al situar un electrodo sobre la piel del paciente podemos registrar la actividad eléctrica que se dirige hacia el punto donde éste está situado. Basándonos en esto, podemos obtener una imagen de la actividad cardiaca vista desde cualquier punto que queramos observar, y de hecho, la localización de los electrodos se puede variar a voluntad para observar mejor ciertas patologías. Las derivaciones denominadas AVR, AVL y AVF son monopolares y amplificadas, es decir, que el electrodo se encuentra localizado en el brazo derecho, izquierdo o en la pierna izquierda respectivamente, y los demás intervienen haciendo de masa para que se estabilice el trazo. Las otras derivaciones monopolares son las precordiales, de V1 a V6. Las tres restantes, I, II y III son bipolares de extremidades, y en ellas, tomamos dos electrodos, uno de los cuales hacemos positivo y el otro negativo, de forma que el trazo se hace positivo cuando se acerca al polo positivo, y negativo cuando se aleja de él. En la derivación I el polo positivo es el izquierdo, y el negativo el derecho, en la derivación II el positivo es el de la pierna izquierda y el negativo el del brazo derecho, y en la derivación III el positivo es el de la pierna izquierda y el negativo el del brazo izquierdo.

Las derivaciones precordiales nos dan la información de la actividad cardiaca vista desde distintas posiciones en el tórax. Así, la derivación V1 nos informa de la actividad vista desde la cara anterosuperior derecha, y a partir de ella, rotarán los electrodos en sentido inferior, posterior e izquierdo.

Capítulo 3. Arritmias

Se pueden clasificar desde distintos puntos de vista. En cuanto a su origen, las podemos clasificar en primarias y secundarias. Si el corazón es estructuralmente normal, sin patología previa, y presenta una arritmia, estamos ante una arritmia primaria. Por el contrario, si se presenta una arritmia en un corazón con patología previa, como un infarto, o bien se produce la arritmia en un contexto de patología extracardiaca que la justifique como un hipertiroidismo, o un embolismo pulmonar, hablaremos entonces de arritmia secundaria.

¿Cómo se produce una arritmia?

Una arritmia puede generarse por alteración del automatismo tanto por defecto como por exceso en la generación de impulsos, así como por alteraciones en la conducción, destacando dos tipos diferentes dentro de este último tipo, los bloqueos simples y las reentradas.

En el bloqueo simple, responsable del 20% de los casos, se produce una dificultad o detención en la estimulación de una zona cardiaca.

En la reentrada, responsable del 80% de las arritmias, el impulso eléctrico circula dando vueltas alrededor de un obstáculo anatómico o funcional, como puede ser una válvula o una zona necrosada o la cicatriz de un infarto, por ejemplo. Para que se produzca una reentrada es necesario que se den dos condiciones: en primer lugar, debe haber una zona de bloqueo que no conduzca el impulso, alrededor de cual girará, y que exista un trayecto de conducción lenta, que dará tiempo a que pase el periodo refractario y permitirá la recuperación del circuito y que se perpetúe el ciclo.

Clínica de las arritmias

La clínica de presentación es muy variable, pudiendo dar una de las siguientes posibilidades:

Aisladas: son episodios únicos, relacionados con alguna patología aguda.
Recurrentes: son las más frecuentes. Dentro de ellas encontramos dos variedades:
- Paroxísticas: son las que se inician y terminan de forma brusca, sin intervención, apareciendo cada cierto tiempo.
- Incesantes: se dan constantemente, y si las conseguimos frenar, la duración del ritmo sinusal es muy corta, y vuelve la arritmia en seguida.
Permanentes: Aparecen y se mantienen durante semanas, meses o años. Es importante no confundirlas con las incesantes, en las que puede haber periodos con ritmo sinusal, mientras que las permanentes tienen una duración muy prolongada.

En cuanto a sintomatología, pueden presentarse como:

Asintomáticas, y se descubren por casualidad en una revisión rutinaria.

Palpitaciones: sensación subjetivamente anormal y desagradable del latido cardiaco.

Angor: En las taquiarritmias severas, al acortarse la diástole, se pude producir un desequilibrio entre oferta y demanda de oxígeno en el miocardio, pues éste recibe el riego durante la diástole, y al verse disminuido este aporte, aparece el típico dolor torácico anginoso.

Bajo gasto: Disminuye el gasto cardiaco, con lo que aparecen otros síntomas como palidez, sudoración, mareo, síncope.

Insuficiencia cardiaca congestiva.

Muerte súbita.

El signo fundamental que podemos percibir es la alteración del pulso arterial, que puede ser rápido o lento, regular o irregular.

Clasificación de las Arritmias

Taquiarritmias

<u>Supraventriculares</u>
Extrasístoles supraventriculares.
Taquicardias supraventriculares.
Fibrilación auricular.
Flutter auricular.

<u>Ventriculares</u>
Extrasístoles ventriculares.
Taquicardia ventricular.
Flutter-fibrilación ventricular.

Bradiarritmias

Bradicardia sinusal + Bloqueos sinoauriculares = Disfunción sinusal.
Bloqueos auriculoventriculares.

Técnicas de diagnóstico empleadas

Electrocardiograma: El primer electrocardiograma en humanos se realizó a finales del siglo XIX. El paciente debía introducir las manos en frascos de vidrio con suero salino, donde se encontraban los electrodos. Actualmente se utilizan los electrodos para obtener un trazo de 12 derivaciones. Es la prueba que más información nos aporta sobre el tipo de arritmia que presenta el paciente.

Maniobras vagales o adenosina: Las maniobras vagales producen un estímulo intenso del sistema nervioso parasimpático, que disminuirá la velocidad de conducción de la arritmia al producir un enlentecimiento de la conducción de las estructuras calcio dependientes, como el nódulo AV (inotropismo negativo). Tanto estas maniobras como el empleo de adenosina sirven como métodos diagnósticos y como tratamiento en algunas arritmias. Entre las maniobras vagales destacan la maniobra de Valsalva, el masaje del seno carotídeo, la compresión de los globos oculares (contraindicada por la posibilidad de producir desprendimientos de retina), inmersión brusca de la cabeza en agua fría, inducción del vómito,...

La adenosina produce el mismo efecto que una maniobra vagal. Se trata de un nucleósido de vida media muy corta, alrededor de 10 segundos, que se administra en bolos vía intravenosa. Produce vasodilatación y broncoconstricción por lo que se contraindica en paciente asmático, y su efecto puede verse disminuído por la teofilina o la cafeína, pues son antagonistas de su receptor.

El masaje carotídeo debe hacerse con el paciente en decúbito supino, con la cabeza girada hacia el lado contrario de la carótida que vaya a manipularse y debe haberse canalizado previamente una vía venosa periférica. Además, debe hacerse bajo control electrocardiográfico y tener listo un equipo de reanimación por si fuese necesario. La maniobra se hace masajeando de forma circular el seno carotídeo, unilateral, y con una duración inferior a 5 segundos. Si pasados varios minutos no ha tenido efecto, puede repetirse de nuevo la maniobra. Está contraindicada en pacientes con soplos carotídeos (por la posibilidad de que el soplo se deba a un trombo y que éste se desprenda), con antecedentes de ACV, o en la intoxicación por digital.

Holter: Es un registro electrocardiográfico de una duración prolongada, entre 24 y 48 horas. Actualmente, el aparato es bastante pequeño y cómodo, registrando los datos en una memoria magnética, y suelen registrarse tres derivaciones.

Una variante es el Holter implantable, que se utiliza cuando las arritmias son poco frecuentes, pero se hace muy necesario diagnosticarlas por el riesgo que puedan conllevar. Es electrónico y se coloca de forma subcutánea en el pectoral. La bateria suele durar de 2 a 3 años, y en el momento que el paciente tenga la sensación de padecer una arritmia, pulsa un botón situado en el exterior para que quede registrada.

Estudio electrofisiológico: Es un método invasivo orientado radiológicamente. Consiste en la introducción de electrocatéteres de plástico con terminaciones metálicas, normalmente por la vena femoral derecha hacia el corazón. Los electrodos de estos catéteres registran variables como la cantidad de estímulos que reciben o la velocidad de los estímulos. Con este método es posible estudiar la arritmia en detalle, creando mapas de activación miocárdica muy sofisticados. Se utilizan para el tratamiento ablativo.

Tratamiento general de las arritmias

Hay varios métodos terapéuticos disponibles:
Maniobras vagales o adenosina.
Antiarrítmicos.
Cardioversión o desfibrilación.
Marcapasos.
Desfibrilador implantable.
Ablación por radiofrecuencia.

Maniobras vagales o adenosina

Como anteriormente se explicó, consisten en provocar un estímulo intenso del sistema parasimpático, que bloqueará el nódulo aurículoventricular durante unos segundos.

Antiarrítmicos

Clase I: Son bloqueantes de los canales de sodio. Hay tres subgrupos:
· Ia: Quinidina (no disponible en el mercado) y procainamida.
· Ib: Lidocaína.
· Ic: Flecainida y propafenona (los más usados actualmente).

Clase II: Son beta-bloqueantes, como el propanolol, atenolol o bisoprolol. Antagonizan los efectos del sistema nervioso simpático, disminuyendo el automatismo y la velocidad de conducción, y aumentan el periodo refractario en los nodos sinusal y auriculoventricular. No actúan sobre las células sodio dependientes.

Clase III: Bloquan los canales de potasio, con lo que aumentan los periodos refractarios de todas las estructuras y disminuyen el automatismo y la velocidad de conducción en los nodos SA y AV. En este grupo se encuentra el sotalol, que también pertenece al grupo II, y la amiodarona, que es mixto y mezcla acciones de todas las clases.

Clase IV: Son antagonistas de los canales de calcio. Disminuyen el automatismo y la velocidad de conducción, y aumentan el periodo refractario en los nodos SA y AV sin actuar en las células sodio dependientes. Entre ellos está el verapamil y el diltiazem.

Cardioversión eléctrica o desfibrilación

Consiste en la generación de una corriente eléctrica de alto voltaje, intensa, de corta duración aplicada sobre la superficie torácica. Se realiza con dos electrodos amplios o palas situadas una en el lado derecho del esternón y la otra en el apex cardiaco. La secuencia consta de tres pasos: poner en marcha, carga y descarga. Al descargar, provoca una despolarización simultánea y momentánea de la mayoría de las células cardiacas, por lo que es terapéutico en aquellas arritmias cuyo mecanismo de producción es la reentrada (es como si se resetease el corazón).

Marcapasos

Es un dispositivo implantado a nivel subcutáneo que emite impulsos eléctricos periódicamente para comenzar la despolarización cardiaca. Actualmente no son dolorosos cuando emiten la descarga, y mejoran mucho la calidad de vida del paciente

Desfibrilador implantable

Es similar al marcapasos, pero además es capaz de producir una descarga eléctrica en caso de parada cardiaca, con lo que trata arritmias potencialmente mortales de manera inmediata.

Ablación por radiofrecuencia

Es una técnica basada en el mismo mecanismo que el bisturí eléctrico. Genera una corriente de alta frecuencia que produce un aumento de la temperatura, lo que se usa en cirugía para producir hemostasia. En el caso de arritmias, se busca un punto crítico, como un foco anormal, o una vía que produce un mecanismo de reentrada, se aplica la alta frecuencia y se calienta dicho punto. La alta temperatura (50-60°C) lo quema y llega a necrosarlo, evitando así que continúe produciendo la arritmia. El área de necrosis no supera unos milímetros, siendo un tratamiento normalmente definitivo, con una eficacia alta (90%) y con un riesgo relativamente bajo de complicaciones (menor del 1%).

Capítulo 4. Extrasístoles supraventriculares, taquicardia sinusal y taquicardia auricular

El ritmo cardiaco normal, es decir, el sinusal, no es absolutamente estable. Existen oscilaciones en reposo, y un ejemplo de esta inestabilidad es la arritmia sinusal. Esta arritmia consiste en que la frecuencia cardiaca varía con la respiración, aumentando con la inspiración y disminuyendo con la espiración. Suele aparecer comúnmente en niños y jóvenes, y también se puede observar en adultos, aunque su frecuencia disminuye con la edad.

En este tema vamos a tratar las arritmias supraventriculares, que son aquellas que necesitan de estructuras superiores al haz de Hiss para mantenerse.

Extrasístoles supraventriculares

Se puede definir una extrasístole como la alteración del ritmo cardiaco producida por un latido ectópico prematuro o adelantado con respecto al latido sinusal esperado, es decir, se trata de un latido anticipado.

Cuando se producen a nivel auricular se conocen como supraventriculares, y si lo hacen a nivel ventricular, se llamarán ventriculares. Y ¿cómo las diferenciamos? Pues es sencillo, si localizamos una onda P anticipada, aunque sea de morfología diferente a las demás, la consideraremos supraventricular. La morfología de esta onda P se asemejará más al resto de ondas P cuanto más próximo se encuentre su origen al nodo SA.

Si la extrasístole supraventricular no encuentra al nódulo AV en periodo refractario, ésta se conducirá a los ventrículos dando como resultado un QRS estrecho, igual al que aparece en el ritmo sinusal normal, a no ser que haya un bloqueo de rama concomitante, que veremos más adelante.

Si por el contrario, la onda P aparece muy precozmente al anterior latido, se encontrará un nodo AV en periodo refractario, que no conducirá el impulso, con lo que se verá la onda P bloqueada.

Etiología

Suelen darse en población normal. Casi el 100% de los ancianos a los que se les realiza un Holter de 24 horas presentan alguna, por lo que son muy frecuentes.

La frecuencia de aparición se ve aumentada por factores como el estrés, el tabaco o el alcohol, así como la sobrecarga auricular, la inflamación, isquemia,...

Clínica

Los pacientes que presentan extrasístoles no suelen presentar síntomas. En los casos en que aparecen, suelen estar definidos como un vuelco, o una pausa, incluso como vuelco y pausa conjuntamente. Cuanto más frecuentes son las extrasístoles, más probable es que muestren síntomas. Esto se da sobre todo en casos de Bigeminismo, serie compuesta por un latido normal y una extrasístole, Trigeminismo, compuesto por dos latidos normales y una extrasístole, Cuadrigeminismo,... también ocurre en casos de parejas, pareados o dobletes (sinónimos) en los que se asocian dos extrasístoles.

Cuando aparecen seguidas tres o más extrasístoles hablamos de taquicardia auricular no sostenida.

El diagnóstico de sospecha es mediante la clínica y la auscultación, y el definitivo lo dará el ECG o el Holter.

Su significación clínica suele ser de benignidad, a no ser que se asocien a otra patología auricular más grave, y por ello, en general no se tratan.

En pacientes muy sensibles a la clínica, podrían emplearse beta-bloqueantes a dosis muy bajas, que aunque no disminuyen la frecuencia de aparición, sí disminuyen la sensibilidad del paciente.

Clasificación de las taquicardias supraventriculares

Hay seis categorías:

Sinusal.
Auricular.
Taquicardia Auricular Multifocal o Ritmo Auricular Caótico (TAM-RAC).
No paroxística de la unión AV.
Paroxística supraventricular.
Flutter o aleteo auricular.

Taquicardia sinusal

Se trata de un ritmo sinusal acelerado, superior a 100 latidos por minuto. Es importante tener en cuenta la situación en la que se valora al paciente, puesto que factores como la fiebre, el ejercicio físico,... pueden propiciar su aparición sin que haya una causa patológica subyacente.

En esta situación, el trazo del ECG es normal, salvo la frecuencia, incluyendo un QRS estrecho, a no ser que coincida con un bloqueo de rama.

Etiología

Cualquier proceso que aumente la demanda cardiaca puede llevar a una taquicardia sunusal. Pueden ser causadas por:
Procesos fisiológicos: fenómenos estresantes como el ejercicio físico, la fiebre, o las emociones intensas producen este tipo de taquicardia por aumento de demanda.
Patologías no cardiacas: hay que buscarlas siempre debido a su importancia. Destacan el hipertiroidismo y el embolismo pulmonar.
Patologías cardiacas: la insuficiencia cardiaca puede ser una posible etiología de taquicardia sinusal, que se produce como mecanismo compensatorio, pudiendo ser el primer síntoma de la patología.

Clínica

Es importante valorar posibles desencadentantes extracardiacos. Normalmente, este tipo de arritmia es NO paroxística, ya que no tiene un comienzo brusco, sino que se instaura de manera gradual.

Diagnóstico

Para su diagnóstico se emplea la clínica y el ECG. En este caso es de gran utilidad el empleo de maniobras vagales o adenosina, pues con cualquiera de las dos conseguimos un enlentecimiento progresivo y transitorio de la frecuencia, para después volver a la frecuencia inicial. La adenosina, además puede producir bloqueos en el nodo AV, de forma que se impida el paso de ondas P en los 10 segundos de vida media del fármaco.

Tratamiento

Su tratamiento es el de la causa, con lo cual, no se debe intentar disminuir la frecuencia cardiaca sin conocer la causa subyacente, porque probablemente el paciente necesite mantener esa frecuencia para conseguir un gasto cardiaco adecuado, como ocurre en la insuficiencia cardiaca o en el shock.

Taquicardia auricular

Es una arritmia rápida, que se produce en cualquier punto de las aurículas. Puede ser producida por dos mecanismos:

Automatismo: Una región auricular adquiere automatismo e inicia una frecuencia muy alta.

Reentradas: El estímulo circula alrededor de un obstáculo, como la vena pulmonar, la vena cava,...

Etiología

Puede verse en corazones normales, aunque también puede aparecer como manifestación de cardiopatías que sobrecarguen la aurícula o estropeen el músculo auricular, como valvulopatías, miocardiopatía dilatada, cardiopatía isquémica, EPOC,... Otra situación que puede ser causa de taquicardia auricular es la intoxicación digitálica.

Características de su ECG

- Actividad auricular

La morfología de la onda P será igual o distinta a la onda P sinusal según el origen o foco, siendo lo más frecuente que sea distinta.

La frecuencia oscila entre 100 y 300 latidos por minuto.

- Conducción AV

Si la taquicardia auricular no es excesivamente rápida, la conducción será 1:1, es decir, todas las ondas P conducirán a los ventrículos. Por el contrario, si la frecuencia auricular es excesivamente rápida, puede ocurrir que algunas ondas P se vean bloqueadas, observando en el ECG que la distancia entre ondas P es idéntica, pero de vez en cuando falta algún QRS.

El intervalo PR, normalmente se ve ligeramente aumentado.

- Respuesta a maniobras vagales y adenosina

Con estas técnicas, a veces, la arritmia desaparece, aunque lo más frecuente es que esto no sea así. Normalmente, lo que observamos es que al administrar la adenosina las ondas P siguen un ritmo constante, con la misma frecuencia que la taquicardia, pero al afectar a la conducción del nodo AV, se bloquea el paso de los estímulos hacia los ventrículos.

De esta forma, puede que no solucionemos la arritmia, pero sí tenemos un diagnóstico de certeza, sobre todo en casos en los que la onda P se camufla en la onda T del latido anterior, generando dudas sobre si se trata de una taquicardia auricular o no al no poder ver las ondas P con claridad.

Clínica

Pueden presentarse como No paroxísticas, apareciendo gradualmente, como paroxísticas, que son más raras, y como incesantes, apareciendo, desapareciendo, volviendo a aparecer, y así incesantemente.

Diagnóstico

Es importante diferenciarla de la taquicardia sinusal. Para ello, hay que valorar el contexto clínico en el que se da (la sinusal se da en situaciones de demanda de mayor gasto cardiaco), morfología y frecuencia de la onda P (la sinusal no supera el valor 220-edad), conducción AV (normal en la sinusal, y variable en la auricular) y el efecto de las maniobras vagales o la adenosina.

Tratamiento

En la crisis es importante suspender el tratamiento con digital si sospechamos que una intoxicación de digoxina fuese la causante.

En primer lugar, hay que frenar la respuesta ventricular, utilizando fármacos que afecten al nodo AV, como Beta-bloquantes (clase II) o antagonistas de los canales de Calcio (clase IV). De esta forma, la aurícula mantiene su frecuencia alta, pero los ventrículos funcionan a un ritmo más normal.

Para terminar la taquicardia, se utilizan antiarrítmicos de tipo I, II o III. También se puede intentar el tratamiento con la adenosina, pero es menos efectivo.

Como última opción podemos hacer una cardioversión sincronizada, que a menudo no es eficaz, puesto que sólo funciona cuando el mecanismo causal es la reentrada.

Como tratamiento definitivo, la ablación mediante radiofrecuencia es muy eficaz, y con un riesgo asumible.

Taquicardia auricular multifocal

La TAM, también conocida como Ritmo Auricular Caótico (RAC) o marcapasos migratorio, consiste en la coexistencia de múltiples focos auriculares que emiten impulsos de forma irregular y desordenada, con una frecuencia variable, de cualquier valor superior a 100 latidos por minuto, y que raramente supera los 180.

La definición electrocardiográfica de la TAM requiere tres condiciones:

- Ondas P de 3 o más morfologías diferentes.
- Intervalos PP y RR irregulares, lo que refleja ritmos auricular y ventricular diferentes.
- Ausencia de ritmo sinusal de base, lo que nos diferencia de la presencia de extrasístoles con focos diferentes.

Etiología

Lo más frecuente es que se asocie a EPOC, debido a que esta enfermedad produce una sobrecarga auricular e hipoxia, y además se trata con teofilina (broncodilatador) y/o Beta estimulantes como el salbutamol, que pueden causar esta arritmia.

Suele darse en ancianos con graves patologías respiratorias o cardiacas como la insuficiencia cardiaca congestiva en la fase de descompensación.

Clínica

Suele estar enmascarada por la enfermedad de base, es decir, el paciente cuenta su EPOC, o su ICC,...

Diagnóstico

El ECG nos dará el diagnóstico, sabiendo que hay que diferenciarlo de la Fibrilación Auricular.

Tratamiento

Lo fundamental es mejorar la enfermedad de base, corrigiendo los desencadenantes de la crisis (cesando la administración de teofilina, corrigiendo la hipopotasemia, o la hipoxia).

Se han usado antiarrítmicos de clase III y IV, pero su eficacia es dudosa. La cardioversión no es efectiva en ningún caso, de ahí la importancia de diferenciarlo bien de la FA, en la que sí es eficaz.

Taquicardia paroxística supraventricular

Aquí se incluye un gran número de entidades que tienen en común un inicio y terminación brusco, y un mecanismo de producción por reentrada, que en el 90% de los casos es perinodal, o por vía accesoria (ortodrómica). En el 10% restante, se corresponde con una taquicardia auricular, de carácter paroxístico.

Tipos de reentrada

Los dos tipos principales son la reentrada perinodal y la vía accesoria:

Reentrada perinodal:

La mayoría de las personas tienen únicamente una vía de conducción en el nodo AV, pero hay pacientes que poseen dos "caminos funcionales" de conducción, uno rápido y otro lento. En el ritmo sinusal normal, sólo utilizan la vía rápida, lo que impide la reentrada, pero tras una extrasístole auricular, que alcance la vía rápida en periodo refractario, el estímulo pasará por la lenta, pudiendo generar una reentrada que conducirá anterógradamente por la vía lenta y retrógradamente por la rápida. De este modo, el latido auricular retrógrado será simultáneo con el ventricular, y la onda P quedará enmascarada tras el QRS, como puede verse el esquema siguiente:

Vía accesoria:

En situación normal, el músculo auricular y el ventricular están separados por un tejido fibroso (anillo fibroso) que da origen a las válvulas mitral y tricúspide, y eléctricamente aísla a los ventrículos de las aurículas, salvo por el nodo AV. La vía accesoria consiste en un haz muscular que salta este tejido fibroso y da lugar a una comunicación anómala aurículo-ventricular, siendo éste un defecto congénito.

A través del nodo AV la conducción será anterógrada, es decir, normal, mientras que por la vía accesoria será retrógrada, por lo que a este tipo de conducción se le llamará ortodrómica.

Características del ECG

Muestra una arritmia regular, de QRS estrecho (salvo coexistencia de bloqueo de rama), a una frecuencia de 130 a 280 latidos por minuto, donde la onda P o está oculta tras el QRS o se ve mínimamente.

Clínica

La TPSV puede aparecer a cualquier edad, incluso en el feto, siendo más frecuente en jóvenes con corazón estructuralmente normal.

Es paroxística, es decir, con inicio y terminación bruscos. A veces, puede tener relación con maniobras autonómicas, como respirar profundamente o levantarse rápidamente tras agacharse. Son típicamente recurrentes, y su duración es variable.

En cuanto a los síntomas, también son variables, desde unas simples palpitaciones hasta un síncope.

Fuera de la crisis, el paciente está asintomático.

Diagnóstico

Si registramos un ECG en el periodo de la crisis, tendremos el diagnóstico de certeza.

Si no tenemos la oportunidad de registrar el ECG en la crisis, si la taquicardia es bien tolerada, sería conveniente intentar conseguir ese ECG, pero si se sincopa o la tolera mal, habría que realizar un estudio electrofisiológico preferente.

Muchas veces se trata a estos pacientes como ansiosos, porque en el momento de realizar el ECG la mayoría de las veces ha terminado la taquicardia, y no muestra alteración alguna, por lo que hay que valorar correctamente al paciente.

Tratamiento

En la crisis, si el paciente presenta una mala tolerancia, que es bastante raro, el tratamiento indicado es la cardioversión eléctrica sincronizada, de forma inmediata.

Si la tolerancia es aceptable, sin presentar síncope ni ninguna otra complicación, se debe realizar un ECG de 12 derivaciones para posteriormente aplicar uno de los siguientes tratamientos:

Maniobras vagales.
Adenosina.
Verapamil en caso de que la adenosina esté contraindicada, en perfusión lenta (de 5 a 10 minutos). Tras el verapamil, repetiremos las maniobras vagales si persiste la arritmia.

Si no funcionan ni la adenosina ni el verapamil, lo más probable es que el diagnóstico sea erróneo, ya que son eficaces en casi el 100% de los casos.

Si el paciente suele presentar recurrencias frecuentes, o si por sus características personales y profesionales se recomendase, se puede tratar de forma crónica con betabloqueantes o verapamil, o bien, realizar una ablación por radiofrecuencia si se prefiere un tratamiento curativo.

Capítulo 5. Patrón de preexcitación, Síndrome de Wolf-Parkinson-White y flutter o aleteo auricular

Concepto de vía accesoria

Como ya se vio con anterioridad, la vía accesoria es una banda de músculo cardiaco que, tras el desarrollo embriológico queda conectando las aurículas y los ventrículos de forma anormal, en un punto donde el anillo fibroso no debería permitir el paso de la despolarización, omitiendo el paso por el nodo AV y así el retraso normal en la conducción que allí se produce.

Patrón de preexcitación

La presencia de una vía accesoria abierta (capaz de conducir de forma anterógrada y retrógrada), permite al ventrículo que inicie su despolarización antes de lo que debería ser habitual y en un lugar diferente a la conducción a través del nodo AV.

De esta forma, el patrón electrocardiográfico es el que surge de la fusión de ambas vías de despolarización, caracterizado por:

- **Disminución del intervalo PR**, debido a la ausencia del retraso fisiológico en el nodo AV.
- Presencia de una **onda delta**, consistente en una deflexión de la pendiente al inicio del complejo QRS, dando lugar a un **QRS ancho**.
- En ocasiones, podemos ver **ondas T negativas.**

Síndrome de Wolff-Parkinson-White (WPW)

Es un cuadro de preexcitación que además presenta taquiarritmias, aunque en la práctica, se utiliza como sinónimo de patrón de preexcitación. El síndrome fue descrito por tres pediatras en los años 50, ya que es la causa más frecuente de taquiarritmias en niños.

A veces, las variaciones en el ECG pueden ser muy sutiles, debido a que el perfil de la onda delta depende del grado de discordancia entre la velocidad de paso de la vía accesoria y el nodo AV. **Cuanto mayor es la discordancia, más evidente es la onda delta.** En caso de tener un electro dudoso, tenemos la posibilidad de administrar adenosina y bloquear así el nodo AV, de forma que el estímulo seguirá pasando a los ventrículos a través de la vía accesoria, quedando esta onda más patente.

Las vías accesorias son congénitas, y se asocian casi siempre a un corazón estructuralmente normal, aunque también se puede asociar a otras enfermedades congénitas como la de Ebstein.

Clínica

Puede darse el caso de que sea asintomático, y se descubra por una exploración rutinaria de ECG de forma casual, siendo así en el 50% de los casos.

En el 50% restante, los síntomas pueden presentarse a cualquier edad, por la presencia de arritmias. La mayoría de los casos corresponde a una taquicardia paroxística supraventricular, o una fibrilación auricular.

Diagnóstico

Durante un episodio de taquiarritmia paroxística supraventricular, el ECG muestra un QRS estrecho, ritmo rápido y regular y onda P invisible o difícil de diferenciar porque se oculta tras el QRS.

En cambio, en ritmo sinusal observaremos el patrón de preexcitación.

Fibrilación auricular en la preexcitación

Estos casos son especiales, pues a través de la vía accesoria no se puede frenar la conducción ante un ritmo auricular acelerado como hace el nodo AV, de forma que pasarán gran cantidad de estímulos a los ventrículos, lo que puede desencadenar una fibrilación ventricular, y ésta, a su vez, en una muerte súbita. La muerte súbita es muy poco frecuente, y se da sobre todo en pacientes jóvenes.

Flutter o aleteo auricular

Se trata de una taquicardia supraventricular que se produce por un mecanismo de reentrada alrededor de la válvula tricúspide. En realidad, es una taquicardia auricular, pero con unas características propias, y un ECG muy llamativo:
No se observa la línea isoeléctrica.
Hay ondas F o en dientes de sierra, con una frecuencia de 250 a 300 lpm.
QRS estrecho.
Ritmo ventricular regular o irregular, según sea la conducción del nodo AV, siendo lo
    más frecuente que conduzca 2:1 y su frecuencia sea cercana a los 150 lpm.

Etiología

Suele aparecer asociado a dilatación o sobrecarga de la aurícula derecha, como en el EPOC, sin embargo, también puede darse en un corazón normal.

Clínica

Es más frecuente en edades avanzadas.

La tolerancia es variable, ya que puede que la frecuencia cardiaca sea incluso normal si la conducción del nodo AV es poco eficaz.

El riesgo embólico es similar al de la fibrilación auricular, ya que la aurícula nunca llega a contraerse del todo y así se produce cierto estasis sanguíneo que favorece la coagulación.

El pulso puede ser regular o no.

Diagnóstico diferencial

Ante una taquicardia de 150 lpm podemos pensar en una TPSV o en un flutter.

La respuesta de ambos a las maniobras vagales y adenosina es diferente. En ambos casos se bloquea el nodo AV, lo que nos permitirá en el caso del flutter evidenciar las ondas F o en dientes de sierra, pues se bloqueará el paso de los estímulos. Además, en el caso de las TPSV, las maniobras vagales o la adenosina sirven de tratamiento y resuelven la arritmia, mientras que el flutter no remite.

Tratamiento

Si es mal tolerado, se procede a cardioversión sincrónica con energías bajas (100-200J), y de esta forma revierten casi todos los casos de flutter.

Si es bien tolerado, se debe controlar la frecuencia cardiaca disminuyendo la conducción del nodo AV con calcioantagonistas, betabloqueantes, o digoxina, aunque los fármacos que realmente son capaces de revertir un flutter son algunos del grupo III como el ibutilide, y no se comercializan en España.

Es de elección la cardioversión eléctrica sincrónica en los casos de menos de 48 horas de evolución, o si se ha anticoagulado correctamente durante al menos cuatro semanas, para evitar la suelta de émbolos.

Si el episodio recurre, y es mal tolerado, se debe proceder a la ablación por radiofrecuencia, pero si el paciente se niega a recibir este tratamiento y es previsible que tenga más recurrencias, se le anticoagulará.

Capítulo 6. Fibrilación auricular

La FA es la arritmia de mayor trascendencia y de mayor frecuencia en la clínica habitual. Se produce por una activación desordenada, irregular y muy rápida de la aurícula, que impide su actividad mecánica eficaz. La conducción a los ventrículos es irregular, por lo que el ritmo ventricular será también irregular, y habitualmente, rápido.

En el ECG tiene una forma de presentación singular, con las siguientes características:

- **No se observa la línea isoeléctrica** de base. En su lugar aparecen las **ondas f** (en minúscula, pues no suelen sobrepasar 2 milímetros) que no debemos confundir con las F del flutter.
- El **ritmo ventricular es muy irregular**, con intervalos RR muy variables.
- El **QRS es estrecho**, a no ser que haya bloqueo de rama.
- La **frecuencia ventricular** dependerá de la conducción por el nódulo AV. Sin tratamiento puede **variar de 120 lpm hasta superar los 200** si la conducción es muy eficaz, como ocurre cuando la concentración de catecolaminas es alta.

Como hemos dicho, es la arritmia más frecuente, estando presente en el 0,4% de la población general, y su prevalencia aumenta con la edad, encontrándola en el 10% de los mayores de 85 años. También es más frecuente en pacientes con cardiopatías, en especial la insuficiencia cardiaca congestiva.

Mecanismos de producción

Actualmente hay dos hipótesis que intentan explicar el mecanismo de producción:

Hipótesis de las reentradas múltiples: En esta teoría, hay una gran cantidad de reentradas en las aurículas que "chocan" entre sí, produciendo un cambio constante en la actividad eléctrica. Esta hipótesis se ve apoyada por el hecho de que la cardioversión eléctrica es eficaz para su tratamiento.

Otro hecho que apoya esta hipótesis es que la frecuencia de aparición de FA se relaciona con el tamaño del corazón, pues en especies animales cuyo corazón es de mayor tamaño, como el caballo, por ejemplo, la FA es muy frecuente, mientras que en especies cuyo corazón es más pequeño, como el gato o la rata, la FA es muy rara.

Hipótesis focal: En esta teoría, la idea fundamental es que existe un foco en el que la frecuencia de despolarización es muy alta, y no deja el tiempo necesario al resto del tejido auricular para que se repolarice adecuadamente. Así, la conducción no será homogénea, se fragmentará y producirá la FA. Esta hipótesis estuvo abandonada desde principios de los años 90, pero se ha vuelto a tener en cuenta debido a que se han publicado diversos estudios que demuestran la implicación de las venas pulmonares en la génesis de la FA, y así, la ablación por radiofrecuencia de los anillos valvulares pulmonares ha demostrado ser eficaz en algunos casos. Sin embargo, esta hipótesis no explica la eficacia de la cardioversión, ya que ésta sólo es eficaz en casos de arritmias por reentrada.

Como nada es negro ni blanco, en la actualidad se tiene a ambas teorías como válidas, de forma que existiría un foco con un ritmo de estimulación muy rápido, que sería el causante de las reentradas múltiples.

Etiología

Hay numerosas causas que pueden conducir a esta arritmia. Se asocia a:

Sobrecarga o dilatación auricular de causa cardiaca:
- Cardiopatía valvular.
- Insuficiencia cardiaca.
- Isquemia (con o sin infarto de miocardio).
- Cardiopatía hipertensiva.
- Cardiopatías congénitas.
- Patología pericárdica.
- Post-cirugía cardiaca.

Causas extracardiacas:
- Causas metabólicas y tóxicas: Hipertiroidismo, consumo de alcohol tanto agudo como crónico, así como de cannabis (Sdr. del Holiday Heart).
- Otras enfermedades extracardiacas: Infecciones, neoplasias, y enfermedades del tejido conectivo.

Enfermedades "eléctricas" del corazón:
- Síndrome de Wolff-Parkinson-White.
- Enfermedad del nodo sinusal.

Sobrecargas auriculares de causa extracardiaca:
- EPOC.
- Embolia pulmonar.

Otras causas:
- Hipertonía vagal.
- FA familiar (sobre todo cuando aparece en niños).
- Electrocución, traumatismo torácico,...
- Picaduras de escorpión y serpiente.

Aunque existe una larga lista de posibles causas, en el 30% de los casos no se puede atribuir a ninguna de ellas, por lo que se denomina fibrilación auricular idiopática.

Fisiopatología

Según sus efectos, se puede estudiar desde dos puntos de vista:

Efecto hemodinámico:
El ritmo ventricular es rápido e irregular, debido a una sobreexcitación anárquica de la aurícula. Debido a ello, hay un aumento en el consumo de oxígeno en el miocardio, y requiere más aporte sanguíneo.
Como la aurícula no se contrae, se pierde su contribución al llenado ventricular, que en situaciones de dificultad de llenado como en la hipertrofia ventricular, se hace muy problemático.

Efecto sobre la coagulación:
La ineficacia en la contracción auricular conlleva un estasis sanguíneo dentro de la aurícula, lo que favorece la coagulación, pudiendo dar lugar a émbolos a distancia.

Clínica

La tolerancia varía desde pacientes asintomáticos hasta la parada cardiaca.

Lo más frecuente es que se presenten palpitaciones, sobre todo en la FA aguda, astenia o cansancio por la falta de funcionalidad, insuficiencia cardiaca congestiva que puede llevar al edema agudo de pulmón, dolor torácico de tipo anginoso, síntomas relacionados con el bajo gasto como el síncope, el mareo, y embolias a distancia, que pueden ser la primera manifestación de la FA.

Puede presentarse como un episodio aislado, que aparece un día, y cede, sin volver a presentarse de nuevo. Puede finalizar de forma espontánea, o por un tratamiento adecuado. Este suele ser el caso de la FA que aparece secundaria a un infarto de miocardio, o a pericarditis, pero si continúa este episodio, estaremos ante una FA recurrente o una FA crónica.

Dentro de la recurrente podemos encontrarnos una FA paroxística, o una FA persistente, que tiende a cronificarse.

La crónica o permanente se prolonga meses o años, pudiendo quedar de por vida. La cardioversión en este caso no es efectiva, pues no recupera el ritmo sinusal, y si lo hace, pronto es sustituido de nuevo por una FA.

En la exploración física nos encontraríamos un pulso irregular, con frecuencia relativamente alta.

Hay que desatacar el fenómeno del déficit de pulso, que consiste en la ausencia de algunos latidos al tomar el pulso radial o pedio debido a intervalos RR muy cortos con lo que las diástoles son muy cortas, y no da tiempo a realizar un llenado ventricular suficiente para conseguir un pulso distal palpable. Por eso, no debemos fiarnos del pulso periférico para determinar la frecuencia cardiaca, sino de la auscultación cardiaca.

Diagnóstico

Es sencillo mediante el ECG cuando encontramos al paciente durante una crisis. Sin embargo, se puede complicar bastante cuando se presenta una FA con:

- Frecuencia ventricular muy alta, que nos complicará para determinar la irregularidad del ritmo. Este caso lo podemos observar con un paciente nervioso o agitado, por las catecolaminas.
- Bloqueo completo del nodo AV, ya que el ritmo auricular caótico no llegará a pasar a los ventrículos, de forma que el ritmo ventricular será rítmico, a frecuencia ventricular (40-45 lpm).
- En ocasiones hay gran cantidad de ondas, aparentemente más organizadas que en una FA clásica, pudiendo confundirse con las ondas en diente de sierra del flutter. Por ello, se ha definido una entidad intermedia, el fibriloflutter, que en realidad, no existe, pues si las ondas auriculares son regulares estaremos ante un flutter y si son irregulares, estaremos ante una FA.

En caso de duda, se pueden hacer maniobras vagales o administrar adenosina para bloquear momentáneamente el nodo AV y conseguir observar mejor las ondas f.

Para el diagnóstico etiológico es preciso realizar una correcta anamnesis, centrándonos en cardiopatías y el consumo de alcohol. El ecocardiograma nos ayuda a descartar cardiopatías estructurales.

Tratamiento

Control de la frecuencia cardiaca.

Lo principal es mejorar la situación hemodinámica del paciente. Bloqueando el nodo AV conseguiremos disminuir la frecuencia ventricular, mejorando el gasto cardiaco y disminuyendo sus requerimientos de oxígeno. Para ello se puede utilizar Betabloqueantes, calcioantagonistas, digital, amiodarona (sólo de forma aguda),... También se puede bloquear mediante ablación del nodo AV, pero en este caso se hace necesario implantar un marcapasos, por lo que sólo se realizará este tratamiento en casos muy extremos.

Restaurar el ritmo sinusal.

Se puede conseguir mediante cardioversión eléctrica sincronizada con alta energía (300J), siendo el tratamiento más eficaz en pacientes agudos.

También se puede cardiovertir farmacológicamente con antiarrítmicos de clase I como la flecainida y la propafenona. Esta última tiene un efecto más rápido, de horas, y está indicada en urgencias y en domicilio, en caso de crisis frecuentes. También se pueden emplear antiarrítmicos de clase III como la amiodarona, pero su efecto es lento, necesitando de días a semanas para revertir la arritmia.

Sólo se puede revertir a ritmo sinusal aquellas FA que aparezcan de forma aguda en menos de 48, o que estén correctamente anticoaguladas, por el riesgo de suelta de émbolos.

Prevención de recurrencias.

Mediante el uso de los antiarrítmicos de clase I, o el sotalol (clase III). La amiodarona está contraindicada en tratamientos crónicos, por los efectos adversos que presenta (fibrosis pulmonar).

Profilaxis de complicaciones embólicas.

Antes de cardiovertir, en caso de que haya aparecido la FA hace más de 48 horas, se debe anticoagular al paciente, manteniendo un INR superior a 2, al menos tres o cuatro semanas antes de la cardioversión. Para ello, normalmente se administran anticoagulantes orales, como los dicumarínicos (acenocumarol, Sintrom®) que antagonizan a la vitamina K. Se debe mantener al paciente anticoagulado después de restaurar el ritmo sinusal, al menos hasta un mes después del tratamiento de la FA.

Capítulo 7. Taquiarritmias ventriculares: Extrasístoles ventriculares

Las taquiarritmias ventriculares son aquellas que se originan sin la participación de estructuras superiores al haz de Hiss, y hay tres tipos:
– Extrasístoles ventriculares.
– Taquicardia ventricular.
– Fibrilación ventricular.

Extrasístoles ventriculares

Son, tal y como ocurre a nivel supraventricular, latidos anticipados, que en este caso, se originan en el miocardio ventricular.
Sus características principales en el ECG son:
– QRS ancho, ya que el estímulo no sigue el camino habitual de despolarización y ésta se lleva a cabo más lentamente.
– Ausencia de onda P precendente, porque el origen del latido extra se encuentra en el ventrículo.
Pueden aparecer aisladas o de forma repetitiva, pudiéndose observar fenómenos de bigeminismo, trigeminismo,... así como dobletes o pareados. Cuando encontramos tres o más latidos anticipados seguidos, hablamos entonces de taquicardia ventricular no sostenida, de forma similar a lo que ocurre con las extrasístoles supraventriculares.

En cuanto al origen de la extrasístole, si es siempre el mismo, en el ECG se registrará una onda idéntica, con lo que hablaremos de extrasístoles ventriculares monomórficas. Pero si por el contrario, el origen varía, las ondas registradas serán diferentes y tendremos unas extrasístoles ventriculares polimórficas.

Etiología

Suelen darse en personas con un corazón normal, y su frecuencia de aparición aumenta con la edad, sobre todo en mayores de 65 años.

También pueden deberse a:
– Causas funcionales como el estrés, embarazo o falta de sueño.
– Irritación miocárdica debida a alteraciones electrolíticas, cirugía, enfermedades infecciosas, fármacos, tabaco, alcohol,...
– Afectación miocárdica por cardiopatía isquémica, miocardiopatías, hipertrofia ventricular izquierda, miocarditis, valvulopatías,...

Clínica

Lo más frecuente es que se presente de forma asintomática, o que den síntomas de palpitaciones aisladas o más frecuentes.

Si las extrasístoles son contínuas, como por ejemplo un bigeminismo incesante, pueden llegar a originar una taquimiocardiopatía.

En personas con un corazón normal, la presencia de extrasístoles ventriculares no tiene mayor valor pronóstico. Sin embargo, cuando se presentan en pacientes con cardiopatía isquémica, son de valor pronóstico negativo cuando son frecuentes, y se asocian a una baja FEVI (Fracción de Eyección del Ventrículo Izquierdo).

Tratamiento

En principio, si tenemos a un paciente que presenta extrasístoles ventriculares dentro de un contexto de una cardiopatía estructural, lo fundamental es tratar la enfermedad de base, y dejar las extrasístoles en un plano secundario.

Si por el contrario no hay cardiopatía de base, tenemos dos posibilidades:
– Paciente asintomático: No se pone tratamiento.
– Paciente sintomático y con extrasístoles frecuentes: Se plantea el uso de betabloqueantes, que normalmente resuelven el cuadro, o la ablación.

Están **totalmente contraindicados** los antiarrítmicos de clase I, porque aumentan el riesgo de muerte súbita.

Capítulo 8. Taquicardia ventricular polimórfica. Canalopatías

La taquicardia ventricular polimórfica siempre es No sostenida, pues de serlo, hablaríamos de una fibrilación ventricular.

Este tipo de arritmia puede presentarse en pacientes con cardiopatía estructural de base, en cuyo caso sería similar a una taquicardia ventricular monomórfica no sostenida.

También puede aparecer en pacientes con un corazón aparentemente normal, en cuyo caso hablaremos de canalopatías.

Canalopatías

Son enfermedades genéticas de los canales iónicos, asociadas a mutaciones en los genes que codifican subunidades de los canales iónicos de la mebrana celular.

Estas enfermedades no sólo afectan al corazón, pudiendo dar lugar, según el gen afectado, a epilepsia, parálisis muscular, fibrosis quística, diabetes, sordera,...
En cuanto a la clínica, se presentan como arritmias ventriculares como taquicardia ventricular polimórfica, o como fibrilación ventricular, pudiendo llevar a síncope e incluso muerte súbita.

Hay que sospechar cuando un paciente presente síncopes recurrentes o haya antecedentes familiares de muerte súbita, y por supuesto, mediante el estudio del ECG.

Hay dos formas típicas de canalopatías, el síndrome del QT largo, y el síndrome de Brugada.

El síndrome del QT largo se da cuando el QTc es mayor de 450 milisegundos. El Qtc (corregido) es un cálculo que se obtiene de dividir la duración del QT entre la raíz cuadrada del intervalo RR.

El síndrome de Brugada es una arritmia con un patrón electrocardiográfico característico, con elevación del ST en precordiales derechas. En nuestra región hay una alta prevalencia de este síndrome, llegándose a diagnosticar 1 o 2 casos semanales. Esta enfermedad se considera endémica en Asia, siendo la segunda causa de muerte en jóvenes, después de los accidentes de tráfico.

Capítulo 9. Fibrilación ventricular

Es una activación ventricular desorganizada y muy rápida que provoca en el ECG la ausencia de complejos y de línea de base, siendo la actividad ventricular completamente ineficaz, y por ello, el paciente pierde la consciencia.

Etiología

– Arritmias terminales: es la *forma habitual de morirse* como consecuencia de arritmias terminales.
– IAM.
– Arritmia "inesperada" en cardiopatía estructural.
– Arritmia inesperada en canalopatía.

Clínica

Se presentan con parada cardiorrespiratoria.

Tratamiento

– De la crisis:

Debe realizarse la desfibrilación inmediata, no sincronizada, puesto que no hay QRS sobre los que sincronizar, y con una energía de 200 J.

Si no funciona, se iniciará la RCP con choques repetidos, y la administración de los fármacos que están indicados.

– Preventivo de recurrencias:

Si aparece la FV durante un episodio de isquemia aguda, no requiere tratamiento profiláctico.

Si se da por una causa reversible clara, como una hipokaliemia, se debe tratar y evitar la causa, como en este caso, administrando potasio.

Si aparece como arritmia "inesperada", se debe implantar un DAI, que disminuye en más de un 95% los casos de FV.

Capítulo 10. Bradiarritmias, disfunción sinusal y bloqueo auriculoventriculares

Definición de bradiarritmia

Una bradiarritmia es un ritmo cardiaco cuya frecuencia es inferior a 60 latidos por minuto. Hay dos tipos de bradiarritmia, la disfunción sinusal y los bloqueos auriculoventriculares.

Disfunción Sinusal

También se conoce como enfermedad del nodo sinusal, y conlleva un mal funcionamiento crónico del nodo sinusal, que a veces se asocia a otros problemas de conducción.

En esta patología podemos observar:

– Bradicardias sinusales inadecuadas, como por ejemplo, una frecuencia de 40 lpm en situación de ejercicio intenso.

– Pausas sinusales que pueden durar incluso más de 3 segundos, en los que no se observa ninguna onda P, y puede aparecer un ritmo de escape nodal si se prolonga la pausa, o un ritmo de escape ventricular para evitar la asistolia.

– También se puede observar que el paciente presenta una taquicardia intensa seguida de una bradicardia que le provoca un síncope. A esta situación se la conoce como Sdr. de bradicardia-taquicardia.

Etiología

Puede deberse a degeneración asociada a la edad, siendo más frecuente cuanto mayor es el paciente.

También las enfermedades en las que se infiltran proteínas dentro de los tejidos, como la amiloidosis, o una cardiopatía isquémica, pueden estar relacionadas con este cuadro.

Clínica

Lo más frecuente es que sea asintomática, pero puede dar lugar a una situación de cansancio, disnea, apatía, e incluso síncope.

Es muy raro que debute con una muerte súbita.

Tratamiento

Si es sintomática, se implantará un marcapasos.

Bloqueos Auriculo-Ventriculares (BAV)

Se trata de una dificultad o detención de la conducción del estímulo eléctrico desde las aurículas hasta los ventrículos.

Hay tres grados:

BAV de primer grado

BAV de segundo grado:
– Tipo Wenckebach o Mobitz tipo 1
– Mobitz tipo 2

BAV de tercer grado

BAV de primer grado

Todas las ondas P conducen a los ventrículos, pero con un cierto retraso, es decir, se alarga el intervalo PR por encima de los 0,2 segundos. Es frecuente observar este ritmo en deportistas.

BAV de segundo grado

Algunas ondas P conducen, y otras no, habiendo dos tipos:
– Tipo Wenckebach o Mobitz tipo 1: El PR se va alargando de forma progresiva, hasta que una onda P no conduce a los ventrículos.
– Mobitz tipo 2: El PR no varía de longitud, pero de vez en cuando hay una onda P que no conduce, tratándose de un fallo periódico de la conducción.

BAV de tercer grado

Ninguna onda P conduce a los ventrículos, observándose un ritmo auricular totalmente independiente del ventricular, siendo este último un ritmo de escape, o bien nodal, o bien ventricular.

Para ver bien este bloqueo, hace falta observar una tira larga de ritmo para poder identificar correctamente la independencia de los ritmos ventricular y auricular.

Tratamiento

Si el bloqueo es sintomático o se trata de un Mobitz tipo 2 o un bloqueo de tercer grado, se implantará un marcapasos definitivo.

En los otros casos, se evitarán fármacos que puedan empeorar el cuadro, y se considerará que se trata de un bloqueo funcional.

Bibliografía

Anthony S. Fauci, M.D., Dennis L. Kasper, M.D., Eugene Braunwald, M.D., Stephen L. Hauser, M.D., Dan L. Longo, M.D., J. Larry Jameson, M.D., Ph.D., Joseph Loscalzo, M.D., Ph.D. Harrison's Principles of Internal Medicine, 17th Ed. McGraw-Hill Medical, 2008

Cabrera, Gómez Doblas, Electrocardiografía, interpretación práctica del ECG, Editorial Médica Panamericana, 2015.

Dubin, D. Electrocardiografía práctica, lesión, trazado e interpretación. 3ª Ed. McGraw-Hill Interamericana, 1986

Grupo de Trabajo para el Manejo de la Fibrilación Auricular de la Sociedad Europea de Cardiología (ESC). Guías de práctica clínica para el manejo de la fibrilación auricular. Rev Esp Cardiol. 2010;63(12):e1-e83